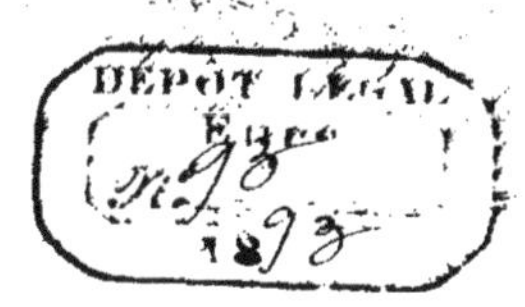

INFECTION PAR L'AIR

ET

DANGERS DES CONVOIS FUNÈBRES

DANS LES ÉGLISES

PAR

Le Docteur GEORGES WEBER

PARIS

TYPOGRAPHIE FIRMIN-DIDOT ET Cᴵᴱ

IMPRIMEURS DE L'INSTITUT, RUE JACOB, 56

—

1893

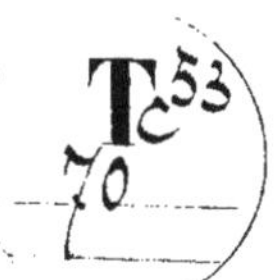

INFECTION PAR L'AIR

ET

DANGERS DES CONVOIS FUNÈBRES

DANS LES ÉGLISES

INFECTION PAR L'AIR

ET

DANGERS DES CONVOIS FUNÈBRES

DANS LES ÉGLISES

PAR

Le Docteur **GEORGES WEBER**

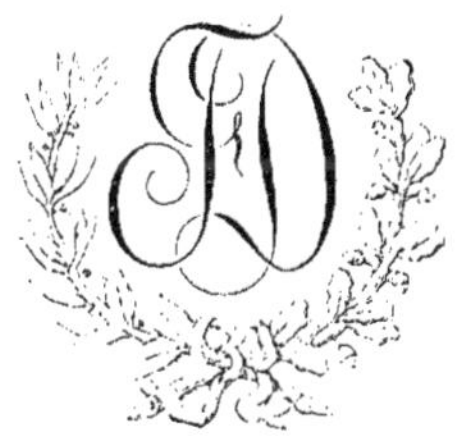

PARIS

TYPOGRAPHIE FIRMIN-DIDOT ET Cⁱᵉ

IMPRIMEURS DE L'INSTITUT, RUE JACOB, 56

1893

AVANT-PROPOS.

Si nous avions intitulé notre ouvrage : De l'Infection des vivants par les morts dans les églises, notre véritable but apparaîtrait clairement. Mais comment aborder cette étude, sans avoir, au préalable, traité la question de l'Infection par l'air en général? Celle-ci renferme les prémisses indispensables à celle-là. De même que s'il se fût agi d'un syllogisme, il nous a fallu respecter l'ordre des propositions, en assurant à chacune d'elles le développement nécessaire. Ainsi s'explique l'importance que nous avons attribuée au chapitre de l'Infection par l'air en général dont l'Infection, localisée en quelque sorte dans les églises, paraît le corollaire.

Quant à la notion même des dangers présentés par les cercueils mal clos dans nos temples, elle nous a été suggérée par les considérations suivantes :

Depuis un certain nombre d'années, les étudiants

attachés aux services de chirurgie et d'accouchements s'engagent d'honneur à ne point fréquenter, dans le même temps, l'amphithéâtre de dissection. Si la Faculté leur impose cette obligation, c'est qu'apparemment elle juge le cadavre dangereux au vivant.

Partant de là, nous nous sommes demandé si les corps transférés dans les églises n'étaient pas aussi redoutables et s'il n'y avait pas lieu d'attribuer certaines infections, dont les causes nous échappent si souvent au lit des malades, à un mode de contamination que ces corps auraient déterminé.

Le problème, en effet, peut s'énoncer ainsi :

D'une part, exposition temporaire dans les églises de sujets ayant succombé à des affections contagieuses.

D'autre part, foule composée, en majeure partie, de femmes et d'enfants, c'est-à-dire d'organismes le plus souvent délicats, quelquefois maladifs.

Les morts peuvent-ils, dans ces conditions, infecter les vivants? Telle sera l'inconnue que nous tenterons de dégager.

Des milliers de vies humaines s'exposant, chaque jour, à ce mode de contamination, il ne paraîtra pas inutile d'en présenter les dangers, et, mieux encore, d'en indiquer le remède.

Deux voies conduisaient au but. Ou il fallait analyser l'air des églises, ou prouver les quatre propositions suivantes :

1° Que nos parasites nous survivent;

2° Qu'ils sont transmissibles par l'air;

3° Que l'herméticité des bières est illusoire;

4° Que la disposition même des églises facilite l'accumulation des germes.

La première méthode, la plus concluante sans aucun doute, n'étant pas à la portée de tous (1), nous avons estimé que la seconde pourrait, en attendant mieux, nous fournir des données suffisantes pour éclaircir la question et suggérer à d'autres plus favorisés que nous la vérification expérimentale de nos conclusions *à priori*.

Dans un premier chapitre, nous suivons pas à pas, depuis son origine jusqu'à l'époque actuelle, cette idée de la présence des germes dans l'air qui, née avec Schwann, se trouve confirmée par les expériences de Pasteur, Alphonse Guérin, Lister et autres. Le microscope aidant, ferments et microbes deviennent visibles. Miquel en évalue le nombre dans l'air du parc Montsouris et dans les salles d'hôpital. Nous voyons, d'un autre côté, Bouchard et son École établir par voie d'hypothèse d'abord, par l'expérimentation ensuite, le rôle des gaz putrides dans l'Infection.

Le second chapitre est consacré aux effets de ces gaz putrides sur le vivant et à l'action des contages. Ceux-ci comprennent : 1° les microbes spécifiques, c'est-à-dire

(1) L'analyse bactériologique de l'air des églises n'était réalisable qu'à la faveur d'une autorisation et d'un laboratoire spécial dont nous ne disposions pas.

qui ont satisfait aux lois pastoriennes; 2° les contages présumés de la coqueluche et de l'influenza; 3° les contages encore ignorés des fièvres éruptives.

Nous insistons sur la question de la survie des microbes spécifiques, afin de bien établir que les cadavres auxquels ils restent attachés constituent, pendant un temps variable, des foyers d'infection. Raisonnant par analogie, nous avons cherché à savoir si les fièvres éruptives dont la contagiosité est des plus considérables pendant la vie, ne se peuvent transmettre, après la mort, par les contages encore ignorés qui les avaient déterminées. Nous rapportons ensuite les faits en rapport avec ces vues et nous concluons aux dangers présentés par certains cadavres ensevelis, sans précautions suffisantes, dans des bières mal closes.

L'histoire comparée des sépultures, qui constitue le chapitre troisième, nous apprend que les fausses croyances des anciens les amenaient à des mesures prophylactiques justes et que nos connaissances plus exactes de l'hygiène ne nous défendent pas contre des pratiques défectueuses. Pareille humiliation nous est infligée par certaines peuplades contemporaines que nous considérons comme incivilisées! Notre infériorité ressortira, en effet, de la description de nos procédés de sépulture.

Le chapitre quatrième énumère les nombreux moyens proposés en vue d'empêcher la transsudation des liquides cadavériques, durant le transfert des cercueils. Cette

filtration ne nous apparaissant pas comme l'unique danger présenté par le cadavre, nous avons cru devoir parer
aux inconvénients des émanations putrides et de la diffusion possible des microorganismes dans l'air. L'isolement du cadavre constitue le véritable, le seul remède.
Comment l'obtenir? Des différents procédés que nous
avons décrits, nous recommandons le dernier qui nous
paraît à la fois simple, efficace et peu onéreux.

INFECTION PAR L'AIR

ET

DANGERS DES CONVOIS FUNÈBRES

DANS LES ÉGLISES.

CHAPITRE PREMIER.

DE L'AIR EN TANT QUE VÉHICULE DES GERMES.

Végétales ou animales, les cellules ne se développent qu'à la faveur d'un terrain propice qu'elles abordent par des voies différentes. Tandis que la graine contenue dans le fruit tombe au pied de l'arbre, la spore est transportée au loin par le vent, les insectes et d'autres animaux.

Cette conception peut s'étendre au contage qui, dans l'ordre des infiniment petits, demeure subordonné aux mêmes lois. Ne voyons-nous pas journellement la contagion se produire par le fait d'un contact immédiat? Et la malaria ne se propage-t-elle pas dans la direction des vents dominants? Enfin, le bacille de la tuberculose n'a-t-il pas été rencontré par Spillmann dans le corps des mouches; par Lortet et Despeigne, dans celui des lombrics?

Si simple que paraisse cette vue de l'esprit, il s'en faut qu'elle soit née de toutes pièces. La doctrine du *contagium vivum*, ébauchée dans le traité : *De re rustica* de Varro et Columella, attribuait à des organismes inférieurs la production des fièvres palustres.

En 1677, la découverte des spermatozoaires par Leeuwenhoeck parut confirmer la possibilité de la contagion par les êtres vivants et rallia tous les esprits. L'exagération compromit les résultats obtenus jusqu'à la découverte des parasites de la teigne, du pityriasis versicolor et du muguet. L'opinion revint alors à l'idée du *contagium vivum* (1).

Frédéric Hoffmann (2) émit, le premier, l'opinion que les maladies contagieuses résultaient d'une sorte de fermentation s'exerçant sur des matières décomposées.

En 1836, Cagniard de Latour nous donna la description de la levûre qui, selon lui, *agissait par quelque effet de sa végétation.*

Schwann de Berlin, établit, en février 1837, qu'une décoction de viande soigneusement garantie de l'air ordinaire et en contact avec de l'air calciné n'entrait jamais en putréfaction. Il affirma donc que l'agent de la putréfaction était, *non pas l'air,* mais *quelque chose dans l'air pouvant se détruire par une température assez élevée.*

En 1857, Pasteur (3) démontra, contrairement aux opinions émises jusqu'alors, que la fermentation résultait *du bourgeonnement, de la vie,* et non de la décomposition de la levûre.

Dans ses expériences, il a prouvé, en outre, le rôle de l'air en tant que véhicule des ferments. Bien qu'elles aient été instituées à une époque peu éloignée de nous, nous ne croyons pas inutile de les rappeler ici :

Pasteur introduit dans un ballon préalablement purifié un liquide fermentescible. Un tube de verre effilé et coudé fait suite à ce ballon et communique avec un cylindre de platine chauffé au rouge. Le liquide est porté à l'ébullition pendant quelques minutes, puis abandonné à lui-même. Pendant qu'il se refroidit, l'air traversant le tube de platine chauffé arrive au contact du liquide. On brise alors l'effilure et on scelle à la lampe. Aucune fermentation ne se produit dans le ballon. Si l'on rétablit la com-

<hr>

(1) Schmitt. *Dictionnaire* de Jaccoud. art. *Zymotiques,* p. 19.
(2) Hoffmann. *Système de médecine raisonnée.*
(3) Pasteur. *Comptes rendus de l'Académie des Sciences.* 1857.

munication de l'air extérieur non calciné avec le liquide fermentescible, celui-ci s'altère aussitôt.

Dans une autre expérience, Pasteur a démontré que la ouate stérilisée placée sur le trajet de l'air arrêtait les germes et empêchait ainsi toute fermentation au delà du filtre.

En 1871, Alphonse Guérin s'inspirant de ces résultats, voulut les expérimenter en terrain pathologique. Dans les premiers mois de cette année, les hôpitaux regorgeaient de blessés qui succombaient presque tous à l'infection purulente. Guérin résolut d'opposer aux germes de la maladie une barrière d'ouate et créa son pansement occlusif. Le succès confirma les espérances du chirurgien. Lorsqu'en 1874, il publia les avantages de l'occlusion ouatée, on lui objecta que non seulement il arrêtait les germes, mais qu'il empêchait l'air d'arriver à la plaie. Une expérience de laboratoire faite en collaboration avec le docteur Riban réduisit cette objection à néant. La voici :

Deux flacons contenant : l'un, un sel de plomb; l'autre, de l'hydrogène sulfuré communiquent par un tube de verre d'une longueur de 20 centimètres et bourré d'ouate. Presque instantanément le sel noircit.

Depuis lors, ces germes pressentis par Guérin ont été découverts, et le 14 juillet 1877, Pasteur exposait les caractères d'un microbe en 8 de chiffre qu'il considérait comme spécifique de la pyohémie. Les agents infectieux de cette maladie peuvent vivre et se multiplier indéfiniment sur des substances organiques mortes animales ou végétales (1). De son côté, Lister, s'inspirant des travaux de Schwann, créait la doctrine de l'antisepsie.

Voici comment il s'exprime (2) : « Les observations du savant berlinois ne reçurent pas tout d'abord l'attention qu'elles me paraissent avoir méritée. On admit bien que la fermentation du sucre était causée par le *torula cerevisiæ*, mais on ne voulut point convenir que la putréfaction pût être due à un agent analogue. Et cependant les deux cas présentent le parallélisme le plus frappant. Dans chacun, en effet, un composé stable : sucre, d'une part; albu-

---

(1) Schmitt, *Dictionnaire* de Jaccoud, art. *Zymotiques*, p. 27.
(2) Lister, *Introductory Lecture before the University of Edinburgh*.

mine d'autre part et qui subissent, tous deux, des transforma-
tions remarquables, sous l'influence d'une quantité excessive-
ment faible d'une substance que nous supposerions chimiquement
inactive. »

Dans la suite de son discours, Lister nous apprend les dangers
du pus septique. Il nous le montre rempli de vibrions qui pro-
clament leur vitalité d'une manière indubitable par l'énergie
de leurs mouvements. L'antisepsie reconnaît pour but de détruire ces germes lorsque, par l'air ou par les instruments, ils se
sont déposés dans les plaies. Le résultat de cette pratique fut,
comme il le dit lui-même, que, « dans sa clinique, au milieu
d'abominations trop choquantes pour être rapportées, et dans le
voisinage de salles où la mort était rampante sous forme de pyohémie, d'érysipèle et de gangrène, il parvint à préserver ses malades de ces terribles fléaux. »

Nous avons vu Alphonse Guérin recourir à l'asepsie; Lister, à
l'antisepsie. Depuis quelques années, la combinaison de ces deux
méthodes sévèrement entendues a donné les plus brillants résultats. Quand un chirurgien pratique une de ces opérations que
l'on considérait autrefois comme grave, chez un sujet non fé-
bricitant, il sait que la température de l'opéré ne devra, à
aucun moment, dépasser 37° et quelques dixièmes. Toute excep-
tion à cette règle pourra se rapporter à un défaut d'asepsie
du chirurgien, des aides, des instruments ou de l'air lui-
même.

Les accoucheurs, eux aussi, doivent leurs belles statistiques à
cette pratique.

La thèse de Bar renferme, à ce point de vue, des chiffres bien
instructifs et dont nous ne saurions trop recommander la lecture.

Ces succès obtenus par les chirurgiens et les accoucheurs ne
sauraient que nous encourager dans cette lutte que nous enga-
geons aujourd'hui contre une autre cause d'infection : les éléments pathogènes et les gaz putrides cédés journellement par
les cadavres à l'air des églises.

Les infiniment petits pressentis d'abord, puis découverts à
l'aide du microscope, nous apparaissent dans l'air fortement

éclairé. Un auteur anglais, Tyndall (1), nous apprend qu'un air filtré ou purifié est optiquement net et qu'on ne saurait le distinguer, même au moyen d'un rayon lumineux concentré, de la couche d'air périphérique. De ses études, cet auteur conclut que « toutes les horreurs de la guerre dix fois multipliées ne sont rien auprès des ravages causés par la poussière atmosphérique (2) ».

Cette *poussière vivante* se trouve d'ailleurs inégalement répartie sur la surface du globe. Elle diminue avec l'altitude. Pasteur, expérimentant avec vingt fioles contenant des liquides fermentescibles sur la mer de glace près de Chamonix, constata l'altération d'un seul liquide. Les mêmes résultats obtenus dans les caves de l'Observatoire s'expliquent par l'absence de toute cause pouvant mettre l'air en mouvement.

Miquel a trouvé dans l'atmosphère des microbes de différentes espèces. D'après cet auteur, le parc Montsouris en contiendrait 150 à 700 par mètre cube; une salle d'hôpital 5,000 à 11,000 suivant les lieux et la saison.

Comment ces germes pénètrent-ils en nous? — Par aspiration. Nous constituons, en effet, un appareil très perfectionné de culture. Chaque mouvement d'inspiration appelle dans les cavités naso-buccales la portion d'air immédiatement en contact avec elles. L'humidité de ces milieux favorise la condensation des germes; la température de 37° convient à la plupart d'entre eux et la richesse plus ou moins grande du bouillon de culture les développe plus ou moins vite. Cette proposition se trouve particulièrement confirmée chez les sujets dont les fosses nasales postérieures contiennent des tumeurs adénoïdes. Ces individus possèdent, en effet, un casier morbide généralement bien pourvu au point de vue des maladies contagieuses.

L'air se charge non seulement du transfert des cellules organisées, mais encore des émanations gazeuses. Jusqu'à 1882, on considérait volontiers les microbes de l'air et les ptomaïnes comme des quantités négligeables et l'on se plaisait à démon-

(1) Tyndall, *les Microbes*, 1882, p. 51.
(2) *Id.*, p. 302.

trer que les gaz résultant de la putréfaction ne pouvaient constituer un danger pour la santé publique. Aussi les conclusions des différents auteurs peuvent-elles se résumer dans les lignes qui suivent :

Les gaz produits par la décomposition des matières animales sont : l'acide carbonique, l'ammoniaque, l'hydrogène sulfuré, les éthers et les acides gras.

D'après le docteur Robinet (1), le gaz d'éclairage dégage un poids 3500 fois plus considérable d'acide carbonique que tous les cadavres entassés pendant cinq ans dans les cimetières parisiens.

L'ammoniaque se combine à l'acide carbonique.

La production d'hydrogène sulfuré s'arrête quand elle atteint un certain degré.

Quant aux ptomaïnes découvertes par Selmi et retrouvées dans les chairs putréfiées par Gauthier, elles peuvent, selon le docteur Martin (2), être inhalées sans danger (???).

Il nous serait facile de réfuter cette dernière assertion, en faisant appel aux souvenirs de tous ceux qui ont fréquenté l'amphithéâtre de dissection. Les exemples d'étudiants empoisonnés par le méphitisme des salles d'anatomie ne sont point rares.

Enfin l'action véritable des gaz précités est établie par les expériences de laboratoire qui nous ont fait connaître le coefficient toxique de chacun d'eux.

Mais, outre leur rôle direct sur les éléments de notre individu, il en est un autre non moins important imaginé par le professeur Bouchard et expérimentalement établi par Gley et Charrin.

« Les dangers de l'air vicié, dit le professeur Bouchard, sont d'autant plus considérables que l'on peut supposer que les gaz putrides qui se dégagent sont absorbés et passent dans la circulation ; de là, ils peuvent faire fléchir nos moyens de défense, en modifiant les plasmas, en impressionnant le système vaso-moteur, en paralysant les centres dilatateurs. Il en résulte que les globules blancs, d'une part, que les sérosités, d'autre part, sortent

(1) Robinet, *Des prétendus dangers présentés par les cimetières*. 1 vol. in-4° (1886).

(2) Martin, *Cimetière et crémation*. 1 vol. in-8°, 1881.

difficilement des vaisseaux. D'où il suit que les microbes nous envahissant alors et profitant de cet affaiblissement momentané, pénètrent dans la place et s'y développent. »

Gley et Charrin ont démontré que cette hypothèse répondait à des faits, en établissant que la volatilité de certaines sécrétions bactériennes s'opposait à la dilatation des vaisseaux. L'air peut donc présenter un double danger : 1° Par les microorganismes auxquels il sert de véhicule ; 2° Par les gaz putrides qui, en modifiant notre système vaso-moteur, déterminent en nous l'état de réceptivité.

Ces causes d'infection : gaz putrides d'une part ; microorganismes d'autre part, sont réunies dans le cadavre et cédées par lui à l'air. Le chapitre suivant en fera foi.

CHAPITRE II.

GAZ PUTRIDES ET CONTAGES DANS L'INFECTION.

La variole parmi les fièvres éruptives; la fièvre typhoïde et
le choléra dans le nombre des affections à microbes spécifiques
se sont transmises du cadavre au vivant : nous en rapporterons
des exemples. De ce que ce mode de propagation ne se soit révélé
par aucun fait positif dans les autres maladies contagieuses ap-
partenant aux deux groupes précédents, devons-nous conclure
qu'il n'existe pas?

L'étude des germes spécifiques nous donnera cette clé que
l'observation nous refuse, et le raisonnement nous permettra d'é-
tendre aux microorganismes encore inconnus les révélations que
nous devons aux éléments pathogènes connus.

Les fièvres éruptives et d'autres affections contagieuses telles
que la coqueluche et l'influenza ne se sont, jusqu'à ce jour,
manifestées que dans leurs effets. Nous démontrerons, par des
faits, leur facile propagation du vivant au vivant. Quant à la
transmission de leurs germes du mort au vivant, elle paraît possible si l'on admet que ces éléments encore ignorés sont assimi-
lables à ceux que nous connaissons. Une dernière difficulté se
présente : Comment dissocier dans l'étude de l'infection par l'air,
le rôle des gaz de l'action des microorganismes? Rappelons-
nous que ceux-ci sont détruits par les agents de la putréfaction
après un temps relativement court. Il nous suffira donc, pour
établir la part des gaz, de ne considérer que les cas d'infection
déterminés par des cadavres déjà anciens. Voici quelques ob-

servations qui paraissent se rapporter à la seule action des gaz putrides :

L'abbé Rozier (1) cité par Vicq d'Azyr (2) raconte qu'un particulier de Marseille ayant fait creuser, pour une plantation d'arbres, un terrain où, en 1720, pendant la peste, plusieurs cadavres avaient été enterrés, les ouvriers eurent à peine commencé leurs travaux, que trois d'entre eux furent suffoqués sans qu'il ait été possible de les ramener à la vie et que les autres furent très incommodés.

Vicq d'Azyr ajoute : L'infection de l'air expose aux dangers les plus pressants, et des maladies d'un genre très fâcheux telles que les fièvres malignes, putrides et exanthématiques en sont quelquefois les suites funestes.

Paré rapporte qu'en 1572 une fièvre pestilentielle se répandit, à plus de dix lieues à la ronde, dans la Guienne ; elle fut causée par les exhalaisons putrides d'un puits où l'on avait jeté plusieurs cadavres, quelques mois auparavant.

A Riom, en Auvergne, on remua la terre d'un ancien cimetière. Peu après, on vit naître une maladie épidémique qui enleva un grand nombre de personnes.

Haller nous apprend qu'une église fût infectée par les exhalaisons d'un seul cadavre et qu'elles répandirent une maladie très dangereuse dans un couvent tout entier.

On creusait des souterrains, à Paris, dans l'église Saint-Eustache, ce qui obligea de déplacer quelques cadavres et de remettre ceux qui survinrent dans une cave qui avait été longtemps fermée. Des enfants qui se rendaient au catéchisme dans le lieu dont nous parlons en furent incommodés ; les mêmes symptômes se montrèrent aussi chez plusieurs adultes. Ferret, docteur régent de la Faculté de Paris, fut chargé d'en faire un rapport. Il trouva que la respiration était très gênée chez ces malades ; que l'action du cerveau était troublée ; que le cœur battait irrégulièrement et que quelques-uns éprouvaient

(1) Rozier, *Observations de Physique*, tome I.

(2) Vicq d'Azyr, *Essai sur les dangers des Sépultures*, 1778, in-12. Œuvres recueillies et publiées par J. Moreau, t. XIII, 1805.

des mouvements convulsifs dans les membres supérieurs et inférieurs.

Une épidémie survenue à Saulieu dut être rattachée à l'inhumation de quelques cadavres dans l'église Saint-Saturnin (1).

La cathédrale de Montpellier a été infectée par la même imprudence.

Haguenot, Navier, Desgenettes ont rapporté d'autres faits d'infection par le cadavre. Ce dernier a emprunté les siens à l'histoire des Guerres de la première République.

Du rôle des contages dans l'Infection.

Nous étudierons dans les pages suivantes :

1° Les microorganismes spécifiques, en démontrant qu'ils répondent bien aux caractères pastoriens et qu'ils survivent aux individus dont ils se constituent les parasites. Un certain nombre de faits de contagion se rapportant à chacun d'eux complétera les différentes divisions.

2° La transmission facile de la coqueluche et de l'influenza par l'air.

3° Le rôle de cet élément dans la propagation des fièvres éruptives.

Des microorganismes spécifiques.

Existe-t-il des microbes spécifiques, c'est-à-dire répondant aux conditions suivantes :

1° Présence constante dans la maladie dont ils sont considérés comme spécifiques.

(1) Maret.

2° Reproduction dans un milieu de culture convenable.

3° Possibilité de transmettre cette maladie par voie d'inoculation.

4° Dissémination identique des microbes dans l'individu infectant et dans l'individu infecté.

Abstraction faite des microbes qui ne nous intéressent pas immédiatement, nous répondrons par l'affirmative pour les éléments pathogènes suivants : Microbacille de Klebs Löffler, bacille d'Eberth, streptocoque de Fehleisen, bacilles de Koch (tuberculose et choléra). Nous pourrions citer d'autres germes spécifiques tels que le gonocoque de Neisser, le spirochaete d'Obermaier, etc., mais, tandis que le premier ne se transmet pas par l'air, le second n'existe pas dans notre pays, et sont, par conséquent, tous deux, étrangers à notre sujet. Quant aux microbes rencontrés dans les fièvres éruptives (rougeole, scarlatine, variole, etc.), aucun ne saurait prétendre à la spécificité. Ou ils restent à trouver, ou ils appartiennent, si l'on en croit Pfeiffer, à l'Ordre des Amibes, aux protozoaires? (1) C'est à dessein que je passe sous silence les différents staphylocoques et streptocoques dont le rôle assurément considérable dans les associations microbiennes, disparaît, quand il s'agit de spécificité.

Bacille de Klebs Löffler et diphtérie.

Klebs avait reconnu dans la fausse membrane diphtéritique la présence de deux éléments : l'un bacillaire, l'autre micrococcique qu'il rattachait à un même genre, le *microsporon diphtericum*. Löffler (2) par des expériences précises, établit que l'élément bacillaire était seul capable de produire la fausse membrane, alors que le micrococque son associé constituait l'agent

(1) Charcot et Bouchard, *Traité de Médecine*, t. II, page 34.
(2) Löffler, *Mittheilungen des k. Gesundheitsamte*, t. II. Berlin, 1884.

nécessaire d'effraction. Non seulement bâtonnets et cocci se rencontrent constamment dans la fausse membrane, mais leur isolement ne s'obtient qu'à grand'peine. Le sérum sanguin est le bouillon de culture dont s'est servi Loffler pour obtenir cette dissociation.

Les expériences d'inoculation auxquelles il a eu recours chez les animaux ont donné des résultats variables suivant le champ opératoire. Rarement réussies, quand la conjonctive était inoculée, elles donnaient toujours des résultats positifs dans la trachée.

La gravité de l'affection, d'après Roux et Yersin [1] est d'ailleurs en rapport avec la prédominance de l'élément bacillaire sur l'élément sphérique. Que la fausse membrane siège sur les surfaces endo ou épithéliales, les bacilles ne pénètrent ni dans le sang ni dans les organes, mais fabriquent un poison qui est absorbé peu à peu et détermine la mort!

La comparaison de fausses membranes recueillies sur des individus différents donne des résultats qualificatifs identiques, mais le nombre des éléments bacillaires varie. La sporulation de ces éléments nécessite une certaine température : 18 à 22° au moins. Une chaleur de 60° détruit les bacilles.

La désagrégation rapide des fausses membranes chez les individus qui ont succombé à une affection diphtéritique n'implique pas la mort des bacilles, mais rend impossible l'évaluation de leur survie.

Les observations suivantes paraissent établir la transmission de la diphtérie par l'air :

1° Gillette [2], médecin de l'Hôpital des Enfants, ramenait à Paris, dans une voiture fermée, un petit malade qu'il soignait et qui était atteint de diphtérie de la gorge.

Le voyage dura plusieurs heures. Dans la journée du lendemain, Gillette ressentit une douleur dont la nature lui fut aussitôt révélée par l'examen de la gorge. Successivement le larynx, la trachée et les grosses bronches furent envahies par les fausses membranes : Gillette succomba.

1. Roux et Yersin, cités par Jules Simon, *Semaine médicale*, 1893, page 91.
2. Cité dans l'article *Diphtérie*, page 599, *Dictionnaire* de Jaccoud.

2° Les deux enfants de M⁽ᵐᵉ⁾ G*** montent avec leur mère dans une voiture de place. Au moment de fermer la portière, le cocher s'adressant à M⁽ᵐᵉ⁾ G*** lui dit : « Voilà deux enfants mieux portants que celui que je viens de conduire à l'Enfant-Jésus. » Le lendemain, ils étaient frappés, tous deux, de diphtérie et mouraient. L'enquête établit que le malade amené par le cocher à l'Hôpital de la rue de Sèvres était atteint de diphtérie. Il succomba, lui aussi.

3° La troisième observation se rapporte à un petit malade qui infecta successivement plusieurs personnes de son entourage. Dans l'espoir de préserver les autres membres de la famille, j'envoyai le petit malade dans un hôtel occupé par une tante et deux domestiques. Cette parente, d'ailleurs fort pusillanime, s'épargna tout contact avec l'enfant. Néanmoins, elle contracta la diphtérie et renvoya l'enfant à l'hôpital de la rue de Sèvres. Le lendemain de son arrivée, il communiquait la maladie à un voisin atteint de fièvre typhoïde. Le père de celui-ci fut infecté à son tour et tous trois succombèrent.

Bacille d'Eberth et fièvre typhoïde.

Le bacille d'Eberth, remarquable par sa ténuité et ses extrémités arrondies, se rencontre chez la plupart des typhiques et d'autant plus volontiers que l'examen se rapproche davantage du début de la maladie. Peut-être même faut-il rapporter à des recherches tardives les résultats négatifs obtenus par quelques microbiologistes? Si les plaques de Peyer constituent le siège d'élection du microorganisme précité, on le retrouve dans d'autres points de la muqueuse intestinale, dans les ganglions mésentériques, dans la rate (1); dans le foie (Gaffky) ; dans le larynx (Klebs et Eppinger) ; dans le rein et les urines (Bouchard).

1. Maragliano, *Centralblatt f. d. med. Wissensch.*, octobre 1882.

Gaffky (1) a entrepris depuis octobre 1881, une série de cultures sur gélatine et pommes de terre qui lui ont donné des résultats positifs. Les bacilles dérivés présentaient des mouvements propres et se coloraient faiblement, comme leurs ascendants, avec les couleurs d'aniline.

Les tentatives d'inoculations pratiquées par Chantemesse et Widal ont déterminé l'apparition d'accidents pouvant se rapporter à la fièvre typhoïde, mais ces expériences faites sur des animaux imposent encore une certaine réserve.

Suivant Pfühl, le bacille d'Eberth résiste pendant un quart d'heure seulement à une température humide de 20°.

Widal et Chantemesse ont vu survivre des germes fertiles après plusieurs nuits passées dans l'eau glacée, en 1886, et après quinze jours, dans les matières fécales.

Prüdden (2) a constaté la vitalité des microbes d'Eberth après trois mois de séjour dans l'eau d'eau glacée entre — 1° et — 11°. L'air sec (Sicard), l'air humide (Flügge, Lassime et Bordas) peuvent servir de véhicule aux bacilles de la fièvre typhoïde.

Outre les observations rapportées par Landouzy et Brouardel (3) nous citerons :

1° Le fait de Fernet (4). Un pensionnat de jeunes filles dont la santé était parfaite se trouve brusquement frappé d'une épidémie de fièvre typhoïde. Aucune cause ne pouvait être invoquée, sauf la très mauvaise odeur qui s'était répandue dans la maison, huit jours auparavant, au moment de la vidange des fosses d'aisances. Cette fosse avait reçu, l'année précédente, les déjections d'une pensionnaire atteinte de fièvre typhoïde.

2° Dans une enquête sur les épidémies typhiques qui sévissaient dans la caserne de l'artillerie de marine à Lorient, Brouardel et Chantemesse ont reconnu que les soldats couchés à chaque étage autour de la fenêtre située au dessus de cabinets d'aisances

(1) Gaffky, cité par Cornil. *Les Bactéries*, t. II. 116.
(2) Prüdden. « On bacteria in ice and their relations to deseases with special reference to the ice supply of New York City: *The medical Record*, vol. XXX. 1887, 26 march.
(3) Landouzy et Brouardel, Congrès de Vienne 1887.
(4) Fernet. Société clinique 1881.

souillés par les déjections typhiques, étaient tous pris de fièvre typhoïde.

3° Le fait suivant observé par Chour a été rapporté par Vaillard (1) du Val de Grâce : Deux régiments d'infanterie stationnés à Jitomir et recevant la même eau potable sont inégalement atteints de fièvre typhoïde. L'un fournit une morbidité de 9,6 pour 1000 en 1885 et de 3,2 en 1886 ; l'autre présente dans le même temps une morbidité bien plus élevée. Ce dernier régiment est réparti en des points différents de la ville.

La fraction logée à la caserne Hammermann se fait remarquer par une morbidité typhoïde de beaucoup supérieure à celle qui est relevée pour l'ensemble des autres parties du même corps. Parmi les troupes de la caserne Hammermann, une compagnie est surtout frappée en 1886 et fournit, à elle seule, quatorze cas de fièvre typhoïde sur un effectif de quatre-vingt-dix hommes. Cette manifestation intensive en une partie limitée de la caserne Hammermann suggérait l'idée d'un facteur étiologique localisé en quelque sorte dans les chambres dont les habitants étaient si éprouvés. En décembre 1886, on provoqua l'évacuation des locaux occupés par la Compagnie, et la désinfection énergique des murs, planchers, effets d'habillements et de literie fut organisée. Ceux-ci ont été soumis à la vapeur d'eau bouillante ; les planchers enlevés, tout l'entrevous a été imprégné d'eau phénique à 5 %, et son contenu renouvelé. Des vaporisations ont été pratiquées dans les chambres avec du chlore mélangé à de l'acide phénique à 5 % et les boiseries repeintes à neuf. Après l'exécution des mesures prophylactiques, la compagnie revint occuper son casernement. La morbidité se réduisit à 1,7 pour 1000 en 1887 et devint nulle en 1888. Or, pendant le même laps de temps, dans les chambres de la caserne qui n'avaient pas été soumises à la désinfection, la fièvre typhoïde continuait à sévir avec persistance, donnant une morbidité de 22 pour 1000 en 1887 et de 33 pour 1000 en 1888, alors que les atteintes n'étaient

1 Vaillard, *Société Médicale des Hôpitaux*, déc. 1889.

que de 11 pour 1000 et de 16 pour 1000 dans l'ensemble des autres parties de la garnison.

La disparition si remarquable de la maladie dans les locaux soigneusement désinfectés, sa persistance au contraire et à taux élevé dans ceux qui n'avaient été l'objet d'aucune mesure de ce genre apportaient une confirmation de plus à l'hypothèse d'une cause locale, inhérente à l'habitat lui-même.

Les poussières du plancher et de l'entrevous furent soumises à un examen bactériologique; on les trouva riches en microbes : 14 millions par gramme.

On parvint à y déceler le bacille typhique. Les chambres non contagionnées ont été immédiatement évacuées et les hommes envoyés dans un bois voisin de Jitomir. Deux cas ont été encore constatés du 5 au 20 mars chez des hommes qui avaient quitté la caserne, alors qu'ils étaient déjà contaminés; mais, à partir de cette époque, la maladie a été éteinte.

4° En 1883, je dus procéder, à l'hôpital de la Pitié, à plusieurs autopsies d'individus ayant succombé à la fièvre typhoïde. Les études que je poursuivais alors sur les plaques ulcérées de Peyer étaient suivies d'une désinfection minutieuse de mes ongles, des mains et d'ablutions générales. Malgré ces précautions, je contractai la maladie qui me retint, pendant quarante-cinq jours, au lit. L'air paraît, ici encore, avoir servi de véhicule aux bacilles d'Eberth.

Streptocoque de Fehleisen et érysipèle.

En classant le streptocoque de Fehleisen parmi les agents pathogènes spécifiques, nous considérons qu'il a satisfait aux lois pastoriennes précitées. Peu nous importe certaines complicités de formes et d'action qu'il paraît présenter avec son homonyme de la fièvre puerpérale ou du pus. On le retrouve dans tous les érysipèles: il se reproduit, s'inocule, se dissémine suivant des

lois identiques et mérite, partant, les honneurs de la spécificité.

Le streptocoque de Fehleisen se compose d'un certain nombre d'éléments arrondis, disposés en chaînettes de longueurs variables. La culture sur gélatine s'obtient sans peine, et, dès le second jour, on voit apparaître les nouveaux éléments Si, au préalable, on détermine sur cette gélatine la formation d'une strie, on constate que les éléments micrococciques se développent plus volontiers dans la profondeur qu'à la surface.

Les inoculations pratiquées sur l'homme par Fehleisen et sur les animaux par différents expérimentateurs, dont Orth et Tillmann, ont toujours été couronnées de succès. Dans les érysipèles du derme, les streptocoques se disséminent sur le pourtour des faisceaux de tissu conjonctif, pénètrent dans les vaisseaux lymphatiques et envahissent le tissu cellulaire sous-cutané.

Eiselsberg et Emmerich d'une part, Cornil, d'autre part, ont décelé dans l'air de leurs salles la présence du streptocoque de Fehleisen. Cet agent conserve longtemps ses propriétés pathogènes, ainsi qu'en témoigne le fait suivant rapporté par un ancien interne des hôpitaux (1) dans sa thèse inaugurale :

1° La malade est une petite fille de huit ans qui, au moment de notre examen (avril 1891) subit la septième atteinte d'érysipèle depuis un an. Le premier s'est manifesté en mai 1890 ; le second, en juin : le troisième, en juillet ; le quatrième, en septembre ; le cinquième, en novembre ; le sixième en janvier 1891 et le septième vient de se terminer. L'érysipèle a toujours suivi la même marche : parti de la lèvre supérieure, il s'est étendu à la face et au front, puis s'est éteint. La durée de la maladie n'a jamais excédé huit jours et l'infection a toujours reconnu comme point de départ une poussée d'herpès labial.

Dans la pensée que ces récidives pouvaient reconnaître une origine extérieure, on conseilla une série de mesures de désinfection : d'abord, envoi à l'étuve des étoffes, vêtements, rideaux, etc ; puis, production abondante d'acide sulfureux dans la chambre.

---

(1) Cattiaux. Thèse de Paris. 1891.

Depuis ce moment, l'érysipèle n'a pas récidivé, malgré deux nouvelles poussées d'herpès labial.

Aux deux explications classiques dont l'une attribue le retour de la maladie à un je ne sais quoi mystérieux, et l'autre, de Verneuil et Lannelongue, rend compte des faits par le microbisme latent (cette dernière contient une grande part de vérité), l'auteur préfère une troisième interprétation. Selon lui, l'herpès labial ouvre la porte à un microbe resté latent dans les poussières ou dans l'air de l'appartement.

2° En 1863, Ragnaud (1), alors interne de Voillemier, contracta un érysipèle dans le service de son maître. Un parent de ce jeune homme, originaire de Guise, vint le voir, et, à son retour de Paris, communiqua un érysipèle à un domestique, à un parent de ce dernier, à la femme de celui-ci et à une autre famille. Des religieuses qui donnèrent leurs soins à ces malades furent atteintes ainsi que le médecin et ses enfants.

Les auteurs de l'article *Érysipèle* ajoutent qu'il leur serait facile de prouver la contagion par l'air. Ils ont vu des cas où certains malades placés dans des pavillons d'isolement distincts sous tous les rapports, mais disposés à proximité les uns des autres, ont subi les atteintes de l'érysipèle.

Widal (2) a brillamment soutenu, dans sa thèse inaugurale, les analogies présentées par les streptocoques de l'érysipèle, de la fièvre puerpérale et du pus. Bien que cette étude n'entre pas dans le cadre de notre travail, nous croyons utile à la cause que nous défendons de rappeler, à cette occasion, de récents débats entre membres de l'Académie de Médecine (3). Guérin d'une part, Hervieu et Guéniot d'autre part, ont exposé les résultats de leur longue expérience quant aux différentes voies par lesquelles les agents de l'infection purulente et de l'infection puerpérale pénètrent en nous. L'intérêt de cette discussion est considérable pour notre travail, en ce sens que si les contradictions se manifestent à l'occasion des portes d'entrée des germes, les contra-

---

(1) Ragnaud, cité par Spillmann, *Dict. encycl.*, Art. *Érysipèle*, p. 166.
(2) Widal, Thèse de Paris, 1889.
(3) Bulletins de l'Académie de médecine, Séances du 1er mars 1892 et suivantes.

dicteurs s'accordent entièrement sur les dangers de l'air en tant que véhicule des principes morbifiques. On ne peut pas ne pas reconnaître à la lecture des quatre observations rapportées par Guéniot, que l'air ne se soit constitué le véhicule de l'infection. Dans les quatre cas, en effet, les émanations des fosses d'aisances avaient contaminé médiatement les différents sujets.

Que l'infection se soit produite par la porte, comme le veut Guérin dont nous empruntons le langage, ou par la fenêtre, selon Guéniot et Hervieu, l'air demeure le grand coupable, et nous ne demandons qu'à retenir ce dernier point.

Bacille de Koch et tuberculose.

De tous les microorganismes connus, le bacille de Koch nous est certainement le plus familier, au point que tout diagnostic de tuberculose doit se confirmer par le contrôle du microscope. Que l'on emploie l'aniline seule (Ehrlich) ou la méthode de la double coloration, les bacilles apparaissent sous la forme de bâtonnets plus ou moins longs suivant leur provenance, tantôt rectilignes, tantôt incurvés et présentant parfois et surtout quand ils sont nombreux, un renflement à l'une de leurs extrémités.

On les rencontre plus particulièrement dans les régions primitivement envahies : voies digestives après ingestion de substances tuberculeuses (Gehrlach, Klebs, Villemin); voies respiratoires après inhalations (Thaon et Tappeiner); organes génitaux, à la suite de rapprochements sexuels (Fernet, Cornil); peau, après piqûre anatomique (Merklen).

Un mot de ces différents modes de contamination.

Le lait constitue un véhicule plus propre que la viande au développement de la tuberculose. En effet, tandis qu'à de rares exceptions près, les ganglions lymphatiques compris dans l'épaisseur des muscles contiennent seuls des bacilles, le lait peut en renfermer soit dans la glande mammaire, au moment où il est sécrété (Bang), soit s'en charger, lorsqu'il passe au niveau du pis ulcéré de la vache.

Les expériences de Tappeiner [1] ont établi que le chien ne résistait pas à l'action de l'air chargé de germes pathogènes. L'homme n'est pas moins sensible à ce mode de contagion : les observations de Marfan et de Ducor que voici paraissent suffisamment concluantes à cet égard :

1° « Dans un immeuble situé au cœur de Paris, écrit Marfan [2], et occupé par une grande administration, se trouve un bureau où vingt-deux employés âgés pour la plupart de moins de trente ans, travaillent environ huit heures par jour.

Depuis le mois de janvier 1878, c'est-à-dire pendant onze ans, quinze employés ont succombé : quatorze à la phtisie ; un, au cancer de l'estomac. Les treize derniers décès, tous causés par la phtisie, se sont produits dans l'espace de quatre ans. Il n'a pas fallu moins que cette effrayante mortalité pour appeler l'attention des administrateurs et des employés eux-mêmes.

Le 6 janvier 1878, D¹..., âgé de quarante ans, succombe à la phtisie. Cet employé fréquentait le bureau depuis l'âge de seize ans et comptait, par conséquent, vingt-quatre années de présence effective. Au dire d'un comptable dont les souvenirs remontaient à 1870, ce décès survenait, le premier, parmi les employés du bureau. D'ailleurs la maladie de D¹... a duré assez longtemps. On a vu le malade tousser et cracher à peu près pendant trois ans ; il n'a quitté son travail qu'environ trois mois avant de mourir. Donc de 1875 à 1878, il a séjourné, porteur d'une phtisie pulmonaire, dans le bureau. J'insiste sur ces faits, parce que D¹... paraît avoir importé la maladie.

Un an avant sa mort, deux employés : V... âgé de vingt-huit

---

1 Tappeiner. *Ueber eine neue Methode Tuberculose zu erzeugen : Virchows Arch.*, 1878. — *Neue exper. Beiträge zur Inhalations-tuberculose ; Ibid.* 1880.

2 Marfan. — Épidémie de phtisie pulmonaire. — *Semaine médicale* 1889, page 399.
— Dans son Histoire des expressions populaires de la médecine, Brissaud rapporte que, dans certains pays, après la mort d'un phtisique, ses hardes sont brûlées, les murs de sa chambre, blanchis à la chaux ; le rabot ratisse scrupuleusement son plancher, parce que les commères prétendent « qu'il suffit de marcher, pieds nus, sur le crachat d'un poitrinaire, pour attraper son mal », page 201.

ans qui comptait quatorze années de présence et D²... âgé de vingt-six ans qui fréquentait le bureau depuis douze ans ont été pris de toux. Pendant sept ans, leur service n'a pas été interrompu, malgré la toux et une expectoration abondante. Ils ont succombé en 1885.

A partir de novembre 1884, les décès se suivent à intervalles rapprochés. De cette date au mois de juillet 1889, nous comptons treize décès. Il est inutile d'entrer dans de plus longs détails, l'observation en disant plus long que tous les commentaires. La désinfection complète des planchers, murs et de l'air lui-même a amené la disparition complète de la maladie depuis lors.

2° L'observation de Ducor, pour porter sur un nombre moindre de malades, n'en paraît pas moins concluante :

Soupçonnant chez un enfant d'une nombreuse famille une tuberculose au début, notre confrère se livra à une enquête dont voici les résultats :

Le logement avait été précédemment occupé par une famille composée de trois personnes et qui contractèrent successivement la tuberculose. L'analyse des poussières qui recouvraient les murs fut confiée au docteur Dubief et révéla la présence du bacille de Koch.

Verneuil, Fernet et nous-même avons constaté un certain nombre de cas de contamination par les rapports sexuels.

Le développement du tubercule anatomique, à la suite de piqûre, a déterminé la mort de Laënnec et du vétérinaire Moser de Weimar (1).

Merklen a rapporté dans la *Semaine médicale* un cas de généralisation de la tuberculose après inoculation accidentelle d'un doigt.

Nous-même avons observé récemment l'apparition d'un tubercule anatomique chez un jeune médecin turc de passage à Paris.

Le bacille de Koch essentiellement aérobie conserve ses propriétés virulentes pendant neuf à dix mois à 25°; deux mois à 30°; et durant un mois à 50° (2).

(1) Citation de Charcot, *Traité de médecine*, t. I, p. 639.
(2) Pietro, « Alcune richerche sperimentali sul bacillo della tuberculosi », *Annali universali di Univers... di med..* 1886.

Un crachat abandonné à l'air pendant quarante jours peut encore reproduire la tuberculose expérimentale [1].

Bacille virgule et choléra.

Le bacille virgule diffère du précédent par le contraste des diamètres et par son incurvation. L'aspect sous lequel il se présente, est particulièrement caractéristique, au moment de la scissiparité. Si l'incurvation des deux éléments en voie de séparation se produit en sens inverse, ils présentent, à ce moment, la forme d'un S. La recherche du bacille virgule comme celle du bacille d'Eberth est d'autant plus fertile que l'examen se rapproche davantage du début de la maladie. On ne trouve pas indifféremment le bacille virgule dans les différents milieux de l'économie. Il prolifère volontiers dans l'intestin dont la réaction alcaline lui paraît favorable. L'acidité du suc gastrique, au contraire, l'affaiblit ou le tue. C'est ainsi que s'expliquent les résultats négatifs obtenus par ceux qui ont ingéré des substances cholérigènes. L'alcalinisation préalable de l'estomac a permis à Koch d'obtenir chez le cobaye l'apparition de phénomènes cholériques.

De récentes expériences faites à Munich par Pettenhoffer [2] semblent infirmer les résultats obtenus par Koch. — Une culture pure de 2^{cme} de bacilles de Koch additionnée de deux grammes de bicarbonate de soude fut ingérée par Pettenhoffer et Emmerich, sans déterminer autre chose qu'une légère diarrhée. L'analyse bactériologique des selles rendues décela la présence d'une grande quantité de bacilles virgules.

Ces expériences, tout en démontrant que les cultures pures du bacille virgule sont inoffensives, ne sauraient déposséder cet élément pathogène de sa spécificité. Le bacille virgule en effet, impuissant quand il est seul, acquiert, en s'associant à d'autres mi-

1 Charcot. *Traité de médecine*, t. I, p. 635.
2 Pettenhoffer, cité dans la *Semaine médicale* du 16 novembre 1892.

crobes, le pouvoir cholérigène. On a constaté la présence des bacilles sur le parquet, sur les effets et dans la vaisselle des habitations contaminées (1). Bien que l'air n'ait pas été interrogé au point de vue bacillaire, on s'expliquerait difficilement l'absence d'éléments pathogènes au-dessus d'un parquet infecté.

La bacille virgule est anaérobie, et, plus volontiers, aérobie. Il résiste à un froid de — 10° et à une chaleur de 45°. Uffelmann, recherchant la vitalité du bacille dans les matières fécales, a constaté sa présence au quatrième jour.

1° M. de T..., lieutenant de vaisseau, cité par Ramonat (2), rapporte que, pendant la campagne d'Orient, alors que le choléra sévissait avec intensité sur les troupes de l'armée de terre, celle-ci avait rompu toute communication avec la flotte. Survint un vent violent dont la direction allait de la terre à la mer. Huit matelots furent envoyés, pour différentes manœuvres, dans les vergues de l'un des navires à l'ancre. Le soir même, ils contractèrent le choléra et six d'entre eux moururent.

2° Dans la dernière épidémie (1892) le premier cas de choléra importé en Danemarck fut celui d'un conseiller d'État qui, venant de Hambourg, mourut à Aarrhus. Un croque-mort, qui, par la faute des autorités, n'avait pas été soumis à une désinfection suffisante après son service, succomba vingt-quatre heures plus tard (3).

Les plus transmissibles d'entre les maladies contagieuses sont précisément celles dont les agents pathogènes ont échappé, jusqu'à ce jour, à nos investigations. La microbiologie ne pouvant, dès lors, plus rien pour nous, c'est à l'observation que nous aurons recours. En multipliant les exemples de contagion par l'air, nous continuerons à démontrer qu'il ne mérite pas le dédain que professent à son égard certains esprits trop exclusifs. Que faut-il penser, en effet, de cet absolutisme qui assigne aux germes tel

(1) Cornil, *les Bactéries,* t. II, p. 203.
(2) Ramonat, Société médicale du XVIIme arrond. Séance du 28 octobre 1892.
(3) *Semaine médicale* du 7 sept. 1892, p. 360.

ou tel véhicule à l'exclusion des deux autres? Du contact intime de l'air, de l'eau et du sol résulte un échange continuel des principes qu'ils renferment. Ne trouvons-nous pas l'air dans l'eau, l'eau dans l'air et les deux dans le sol? Si l'air semble moins bien partagé au point de vue du nombre des germes, cela tient à sa seule diffusibilité. N'oublions pas enfin que la distinction de la contagion par l'air d'avec la contagion par les objets ne mérite pas de subsister et voici pourquoi : Que des spores viennent à se déposer sur des surfaces solides, lisses et sèches, comment ne pas concevoir que des éléments si légers ne puissent, à la faveur de la moindre impulsion, être cédés à l'air? Ces considérations ne paraîtront pas inutiles à ceux qui voudront bien méditer les cas de contagion dont nous rapportons l'histoire dans les lignes suivantes.

Coqueluche.

Le docteur Gauchas raconte en ces termes l'histoire de la maladie de son propre fils :

1° « Mon petit garçon, âgé de quatre ans, se rend avec sa mère, en 1890, à Morsong-sur-Seine, près Corbeil. La coqueluche régnait dans ce pays. Or, un dimanche qu'on l'avait conduit à l'église, un enfant se prit à tousser en coqueluche derrière lui. Huit jours plus tard, mon petit garçon, de retour à Paris et sans avoir eu le moindre contact avec aucun autre enfant, était atteint d'une bronchite dont le caractère infectieux se traduisit bientôt par la toux classique de la coqueluche. Elle dura un mois. J'ajoute qu'à ce moment, je ne soignais aucun cas de cette maladie. Dès que je n'eus plus de doute sur la nature de la toux, j'envoyai mon fils à Saint-Jean-du-Doigt, près Morlaix. Quelques jours plus tard, un certain nombre de cas de coqueluche se déclaraient dans le pays. »

Roger (1) cite deux observations d'après lesquelles quelques

---

1 Roger. *Recherches cliniques des maladies de l'enfance.* Union médicale. 1883.

minutes ont suffi à la contagion pour se produire. Voici les deux cas :

2° Une mère accompagnée de son fils âgé de huit ans rend visite à une mère amie. Elle trouve, en arrivant, les enfants de celle-ci qui jouaient dans une pièce et leur adjoint le sien. A peine entrée dans la chambre voisine, elle entend une quinte de toux qu'elle reconnaît. Elle retire aussitôt son fils et quitte la maison. Le contact avait duré moins de cinq minutes, et cependant, « une dizaine de jours après, dit Roger, j'avais à soigner la plus grave et la plus longue coqueluche. »

3° « Mme E. R..., se promenant aux Champs-Élysées avec un de ses enfants, rencontre une dame de sa connaissance, qui, elle aussi, était accompagnée de son petit garçon. Après quelques paroles échangées, celui-ci de tousser en coqueluche. Mme E. R..., eut beau s'éloigner aussitôt, la maladie, que je suivis jusqu'à guérison, n'en avait pas moins été contractée presque instantanément. »

Influenza.

Il serait presque inutile de citer des exemples de contagion dans cette maladie si éminemment diffusible. Les nombreux travaux qui ont été soumis à l'Académie de Médecine, les faits cités à la tribune de cette savante assemblée, ou rapportés dans les Traités classiques ne laissent aucun doute au sujet de la transmission rapide du contage par l'air.

1° Bouchard (1) a relaté devant l'Académie l'histoire d'une épidémie survenue à Montbéliard. Un habitant de cette ville, de passage à Paris, consacre, le 19 décembre 1891, un certain nombre d'heures à visiter une infirmerie de grippés. De retour à Montbéliard, il est frappé par la grippe, le 13 ; le 17, ses deux filles sont

1. Bouchard. *Traité de médecine*. t. I. p. 811.

atteintes ; le 19, son beau-fils ; le 20, un ami de ce dernier ; le 21,
le frère de cet ami ; le 23, le beau-frère du précédent. Le même
jour, la femme du premier malade est atteinte ainsi que trois jeunes
gens, parents ou amis des derniers. Ainsi, en dix jours, on a pu
suivre l'éclosion de la maladie chez onze personnes.

Nous même avons reçu la visite d'un compatriote malade qui
nous consacra quelques heures. Dans la soirée, nous étions pris
de fièvre, et, les jours suivants, l'influenza frappait les différentes personnes de la maison. Quant à notre compatriote, il
infecta, dès son retour chez lui, les membres de sa famille.

CAS DE CONTAGION DANS LES FIÈVRES ÉRUPTIVES.

De la variole.

Dans le cours d'une discussion déjà lointaine, puisqu'elle re-
monte au 9 décembre 1870, Brouardel (1) a rapporté les résultats de ses recherches faites, à l'aide de l'appareil de Pouchet,
dans l'air des salles consacrées aux varioleux. Il a pu recueillir
ainsi et examiner des cellules épidermiques diversement colorées.
Le même auteur a rappelé que les Chinois ont l'habitude de
s'inoculer la variole, en prisant des croûtes de varioleux pulvé-
risées et conservées dans une sorte de tabatière.

1° Il y a quelques années, nous avons été témoin d'un fait in-
contestable de contagion par l'air. Mlle V... était atteinte d'une
variole des plus discrètes. Je crus donc prudent d'interdire
l'accès de l'appartement à toute personne étrangère à la famille et non vaccinée. Une amie de la malade, Mlle L... en-
freignit ma défense et séjourna, pendant dix minutes environ,
dans la chambre de Mlle V... Sept jours après, elle contractait

(1) Brouardel, *Société médicale des hôpitaux*, Séance du 9 déc. 1870.

une variole confluente, dont elle mourut, en pleine période d'éruption. Elle n'avait touché ni à la malade ni aux personnes de l'entourage.

Les deux faits suivants observés par Gutmann (1) se rapprochent du précédent :

2° Une personne séjourne, pendant quelques minutes, dans la chambre d'un varioleux mort récemment et contracte la maladie.

3° Une femme prend une variole hémorragique mortelle en restant, un quart d'heure. au chevet d'une amie atteinte de variole discrète.

Scarlatine.

En quelque lieu de ce travail, nous avons dit : « Comment ne pas concevoir que des éléments possédant la légèreté des spores et reposant à la surface d'un objet contaminé ne puissent, à la faveur de la moindre impulsion, être cédés à l'air? » Cette conception s'appliquait surtout à la scarlatine dont la contagion par l'air paraît improbable aux partisans de la contagion par les objets.

1° Une lettre venue d'Allemagne et infectée par les débris épidermiques d'une institutrice en convalescence de scarlatine a pu transmettre cette maladie à deux membres d'une famille bretonne. Ces débris, de l'aveu même de la signataire, tombaient en abondance sur le papier, tandis qu'elle écrivait (2).

Il ne répugne pas à la raison d'admettre que ces mêmes poussières répandues dans l'atmosphère ne soient aptes à transmettre la maladie. Nous en pourrions dire autant de toutes les observations (et elles sont nombreuses) où des objets ont été incriminés. Tels sont les cas cités par Hildenbrand (3), Fox (4), Field (5), etc.

(1) Cité par Harth et Vilcoq, *Dictionnaire* de Dechambre, art. *Variole*.
(2) Sanné.
(3) Hildenbrand. *Sur le typhus contagieux*, trad. Gasc, Paris, 1811, p. 123.
(4) Fox, *Semaine médicale*, 1884, p. 94.
(5) Field, *Bost. medic. an chir Journ.* 1887.

Un cas où l'air a paru jouer un rôle plus direct est celui de Taylor (1) que voici :

2° Dans une épidémie de scarlatine, un des cas les plus graves, au début, se produisit dans la maison d'un laitier dont la femme trayait les vaches pour en vendre le lait à douze familles de la ville. La scarlatine éclata presque coup sur coup dans six d'entre elles, alors que l'épidémie n'était pas encore répandue en ville et sans que les malades eussent communiqué avec la personne qui apportait le lait. Or, on a pu établir que ce lait, avant d'être distribué aux clients, séjournait dans une cuisine qui avait servi de chambre à coucher à des scarlatineux. Le contage latent dans la pièce s'était sans doute transporté dans le lait.

Rougeole.

1° Une thèse très bien faite par un ancien interne des hôpitaux, Béclère (2), d'ailleurs citée par Grancher (3), renferme soixante-dix observations d'enfants contaminés à l'hôpital. La contagion s'est produite dix-huit fois de lit à lit. (Observ. II, XIV, XXII, XXXII, XXXIV, XXXVII, XXXIX, XL, XLI, XLIX, LI, LII, LIII, LIX, LX, LXIV, LXIX, LXX.

Dans le cas de l'enfant cité au n° LIII, les lits voisins du petit malade étaient occupés par deux morbilleux.

L'observation LX rapporte l'histoire d'un enfant qui a été frappé de rougeole, après un voisinage de deux heures seulement avec le sujet infectant.

L'auteur conclut ainsi : « Dans tous les cas, l'éruption est apparue chez ces enfants quelques jours après qu'ils ont eu un contact plus ou moins prolongé, le plus souvent médiat, mais à faible

1 Taylor, *Brit. med. journal*, 1873.
2 Béclère, Thèse de 1882.
3. Grancher, *Bulletin médical* de 1889.

distance, avec un enfant atteint de rougeole et à l'une des deux périodes d'invasion ou d'éruption. »

2° Sevestre (1) cite le cas d'esa toute jeune fille qui a contracté la rougeole, pour avoir passé quelques heures avec une amie en période d'incubation de la maladie.

3° Nous-même avons observé en 1885 le cas suivant : « Un enfant frappé d'éclampsie est transporté chez un pharmacien et repose, pendant dix minutes environ, dans une pièce attenant à l'officine. Aussitôt appelé, nous ne découvrîmes rien de suspect, au point de vue d'une éruption prochaine. Cependant, le lendemain soir, la rougeole se déclarait chez cet enfant. Neuf jours plus tard, la fille du pharmacien, absente au moment de notre visite, contractait la rougeole, sans avoir eu d'ailleurs le moindre contact avec un autre morbilleux. »

En résumé, l'infection est souvent déterminée par les émanations cadavériques. Les bacilles d'Eberth et de Koch (tuberculose et choléra), le streptocoque de Fehleisen peuvent se transmettre du cadavre au vivant. Bien que la désagrégation rapide de la fausse membrane après la mort ne nous permette pas de suivre l'évolution de l'agent de la diphtérie, nous ne devons pas oublier que si « dans la nature rien ne se crée, rien ne se perd ».

L'ignorance absolue dans laquelle nous nous trouvons des voies et moyens par lesquels la coqueluche pénètre en nous commande la réserve.

Quant à l'influenza, son étude vraiment scientifique est de date trop récente pour que nous puissions en tirer des conclusions utiles.

Plus contagieuses cependant que les maladies à germes spécifiques, la coqueluche et l'influenza paraissent obéir aux mêmes lois et doivent être tenues pour suspectes, même après la mort.

Dans le groupe des fièvres éruptives, la variole s'est transmise du cadavre au vivant. Si la scarlatine et la rougeole ne se sont

(1) Sevestre. *Contagion de la rougeole. Des maladies de l'enfance*, 1886, p. 296.

point affirmées à ce point de vue, nous ne devons pas oublier que l'atmosphère peut renfermer des débris épidermiques ou muqueux provenant des cadavres et, partant, transmettre les germes infectieux.

Les gaz confèrent donc l'état de réceptivité ; les microorganismes profitent de cet affaiblissement momentané pour nous envahir. Le double danger résultant du voisinage de certains cadavres apparaît, dès lors, clairement.

Certains esprits préféreront, malgré tout, la foi des aïeux à la révélation pastorienne. A ceux-là, nous recommanderons de méditer cette pensée de Pascal, modifiée par le professeur Gosselin : « Ma raison principale, disait le médecin de la Charité, de croire à la contagion, c'est que cette idée conduit à des mesures prophylactiques très importantes, si l'idée est juste, et dont l'emploi n'a aucun inconvénient, et est toujours avantageux, dans le cas où l'idée ne serait pas juste. » Substituons dans cette phrase le mot Dieu au mot contagion et nous saurons ce que Pascal pensait de l'Infiniment Grand. Le professeur Gosselin, on le voit, exprimait sa foi dans les infiniment petits en les mêmes termes dont s'était servi le penseur de Port-Royal, quand il avait parlé de l'Infiniment Grand.

CHAPITRE III·

HISTORIQUE DES SÉPULTURES ET DANGERS
DE NOS PRATIQUES.

Dans son remarquable ouvrage, Fustel de Coulanges (1) s'exprime ainsi : « D'après les plus vieilles croyances des Italiens et des Grecs, ce n'était pas dans un monde étranger à celui-ci que l'âme allait passer sa seconde existence ; elle restait tout près des hommes et continuait à vivre sous la terre (2). » Ainsi les rites de la sépulture montrent clairement que lorsqu'on mettait un corps au sépulcre, on croyait en même temps y mettre quelque chose de vivant. Toute profanation ou toute négligence dans les soins apportés à la sépulture rendait l'âme d'abord malheureuse, puis malfaisante. C'est ainsi que les anciens expliquaient certaines maladies survenues à la suite de violations de tombeaux.

Nous partageons volontiers avec les anciens cette croyance que nous enterrons avec nos morts quelque chose de vivant, mais nous nous séparons d'eux quand il sagit de déterminer *la nature de ce quelque chose*. Si cette âme, d'abord malheureuse, puis malfaisante, n'existe pas sous terre, comme on l'a prétendu, elle nous paraît avantageusement remplacée par des germes sinon malheureux, du moins malfaisants et parfaitement capables de nous attaquer quand nous les découvrons imprudemment.

Le culte des morts inspiré chez les anciens par la crainte de

(1) La *Cité antique*, Fustel de Coulanges, 1890, p. 8.
(2) Cicéron, *Tusc.*, I. 16 : « Sub terra censebant reliquam vitam agi mortuorum ».

maléfices vengeurs n'excluait pas de sévères mesures d'hygiène auxquelles bien des peuples contemporains et non des plus civilisés ont conservé toute leur rigueur. L'histoire comparée des sépultures que nous allons exposer démontrera que les fausses croyances des anciens les amenaient à des mesures prophylactiques justes et que nos connaissances plus exactes de l'hygiène ne nous défendent pas contre des pratiques défectueuses.

Voici comment Diodore de Sicile raconte l'embaumement tel qu'il se pratiquait chez les Égyptiens :

« Plusieurs officiers assistaient à l'opération : le premier que l'on appelait l'écrivain marquait sur le côté gauche du corps l'endroit où devait se pratiquer l'incision. Le coupeur se conformait aux indications de l'écrivain et un troisième officier, celui-là même qui devait saler le cadavre, tirait à lui tous les viscères, sauf le cœur et les reins. On lavait ensuite le corps avec du vin de palme et des liqueurs odoriférantes, puis on l'oignait pendant plus de trente jours avec de la gomme de cèdre, de la myrrhe, du cinnamone et d'autres parfums. Tous ces aromates le conservaient dans son entier pendant très longtemps et lui donnaient une odeur suave. Cela fait, on enveloppait le corps avec des bandes de toile de lin dont la longueur totale dépassait 1.000 mètres. Quant à la tête, elle était recouverte de quelques doubles d'une étoffe plus fine et qui permettait de reconnaître les traits du visage. Le corps ainsi préparé était déposé dans un cercueil de cèdre ou de sycomore et appuyé, debout, contre une muraille. »

Les Grecs brûlaient leurs morts et les cendres étaient recueillies dans une urne que l'on déposait dans le tombeau de famille.

Les Athéniens, après avoir lavé et parfumé les corps des leurs, les transportaient en terre. Chez les Romains, mêmes soins d'abord; incinération ensuite. Le columbarium recevait l'urne à laquelle on avait confié les cendres.

On peut résumer ainsi les trois croyances des Grecs et des Romains relativement au culte des morts :

1° La mort élève l'homme au rang des dieux.

2° Les honneurs funèbres qu'on lui rend ne sont que la consécration publique et solennelle de sa nativité divine.

3° Par suite, le tombeau et le terrain destinés à la sépulture deviennent sacrés comme le temple des dieux et participent au droit d'asile.

La religion païenne a donc pris naissance sur les tombeaux et ceux-ci ont précédé les temples.

Les Juifs de distinction étaient lavés, puis frottés d'aromates. Hornstein rapporte avoir lu que l'on brûla ou avec le corps ou auprès du corps de quelques rois de Juda (1) quantité d'aromates.

Les Juifs pauvres ne subissaient qu'un lavage après lequel on les portait en terre. Les tombeaux répandus au hasard, dans la campagne, étaient blanchis à la chaux, chaque année, le 15 du mois adar (2).

Telles sont les pratiques des anciens. Voici comment procèdent certains peuples contemporains.

Les Siamois, les Hindous, les Mongols pratiquent l'incinération.

Les Tonkinois enterrent leurs morts. Après un certain nombre d'années, ils procèdent à une première exhumation dont le but est de laver les ossements que l'on dépose dans un cercueil plus petit. Si, dans la suite, un malheur arrive à quelque membre de la famille, les parents retournent au cercueil et ajustent les ossements pour les faire reposer plus doucement. (P. de Rhodes.)

Mandesto, un autre missionnaire, a décrit les obsèques des talapoins, caste sacerdotale du royaume de Pégou dans l'Indo-Chine. « On leur rend, dit-il, de grands honneurs après leur mort. Le corps est conservé pendant quelques jours, puis brûlé sur du bois de santal. Tandis que les cendres sont jetées à la rivière, les os reposent auprès du lieu que le défunt avait, de son vivant, choisi pour demeure. »

Le même écrivain ajoute : « Quand le roi meurt, on fait pré-

---

1 II Par., XXI, 19, et XVI, 14. — Jérém., XXXIV, 5.

(2) Ce serait le lieu de décrire les sépultures telles que les pratiquaient les premiers chrétiens. Nous remettons cette étude à dessein, afin de lui donner comme suite immédiate l'histoire de nos sépultures actuelles.

parer deux barques que l'on couvre d'un toit doré, et au milieu
de ces barques est disposée une table sur laquelle on dépose le
corps du défunt. Sous la table brûle un feu de bois de santal et
de toutes sortes de senteurs. Les barques sont alors abandonnées
au fil de l'eau, jusqu'à ce que la chair soit entièrement consumée.
Ils détrempent les cendres dans du lait et la pâte qui en résulte
est jetée dans la mer. Les os reçoivent une autre destination :
ils sont portés dans une chapelle que l'on construit à cet effet. »

Voici l'exposé des funérailles telles qu'elles se pratiquent dans
le royaume de Macassar. Ce récit, de Gervaise, fera certainement
rêver les partisans les plus convaincus de l'asepsie subjective :

« Quand un malade agonise, l'agguy (prêtre) le prend par la
main, et, tout en disant certaines prières, il frotte le doigt du
milieu afin d'ouvrir, par cette friction, un chemin facile à l'âme
qui sort toujours par le bout de ce doigt. Cette pratique adoucit,
en outre, les douleurs extrêmes qui résultent de la séparation
de l'âme et du corps. Sitôt que le moribond a rendu le dernier soupir, les parents lavent le corps dans cinq solutions différentes, puis le recouvrent d'un linceul blanc. Les prêtres, en
venant procéder aux funérailles, font brûler quantité de parfums. Pendant tout le trajet de la maison mortuaire à la mosquée, de nombreuses cassolettes tenues à la main embaument
l'air sur le passage du convoi. Prêtres et amis du défunt suivent
le corps, en baissant les yeux, car de toutes les maisons on
jette de l'eau et une grande quantité de cendres. Quand on
arrive à la mosquée, les porteurs seuls entrent. Après avoir
déposé le corps dans l'édifice, ils sortent aussitôt, pour s'aller
purifier avec les prêtres et l'assistance entière. On se lave les
mains, les pieds, le front, les yeux, les oreilles et la bouche,
selon les prescriptions de Mahomet. Cette purification terminée,
on retourne au temple, où, cette fois, tout le monde pénètre et
demeure prosterné pendant deux heures environ. Le grand
agguy donne alors le signal du départ. On accompagne le défunt
à sa dernière demeure et on se purifie à nouveau. Cette seconde
opération est marquée par des ablutions totales et un change-
ment complet de vêtements.

— 45 —

Les Arabes de la campagne conservent, pendant quelques heures seulement, leurs cadavres à domicile, puis les transportent dans des caveaux de famille.

Les musulmans des villes reçoivent les corps dans des cercueils analogues aux nôtres et ne les confient à la terre qu'après un transfert à la mosquée. Il est bon d'ajouter que chaque temple musulman possède, pour recevoir les morts, une pièce spéciale sans communication avec la partie de l'édifice réservée aux fidèles.

L'histoire des sépultures chrétiennes nous démontrera que, depuis l'ère des persécutions, nous n'accordons plus à nos morts les soins dont les entouraient nos ancêtres.

Les premiers chrétiens, en effet, étaient enterrés selon la coutume des Juifs. Les corps étaient lavés, puis embaumés. Il ne faudrait pas entendre sous le nom d'embaumement l'opération telle qu'elle se pratique aujourd'hui. Ce terme signifie onction.

La quantité de parfums servant à cette opération dépassait, suivant Tertullien, toute celle que les païens employaient dans leurs sacrifices. Dans les premiers siècles de l'ère chrétienne on se servait, sous le nom d'encens, de diverses plantes aromatiques. Plus tard, la myrrhe fut exclusivement employée à l'onction des corps. « *Mirrha est species valde amara de qua ungitur corpus mortui, ut non putrescat et pellit vermes* (1). »

Après l'embaumement, on recouvrait le corps d'un linceul et l'on assurait le contact des espèces aromatiques à l'aide de bandelettes fortement serrées.

Le défunt était alors transporté en un lieu élevé de la maison appelé cénacle et y demeurait pendant quelques jours. C'est là que l'évêque suivi de son clergé allait saluer (2) le cadavre, avant qu'on ne le confiât à la terre.

Pendant les persécutions, les chrétiens réfugiés dans les catacombes pratiquaient les exercices de leur culte dans les cryptes ou églises. Ce qui distingue ces oratoires des chambres mortuaires, c'est qu'ils se composent le plus souvent de deux compar-

(1) Rufin, Aquil., De pollinct. et balsamat., ap. vet., chap. X.
(2) Ozanam, *Éloquence chrétienne*. Seizième leçon.

timents dont un pour chaque sexe. Les deux pièces contiguës et séparées l'une de l'autre par le couloir de circulation aboutissaient à l'abside où était érigé le tombeau sur lequel le prêtre célébrait les saints mystères (1). Telle est sans doute l'origine du cérémonial modifié, depuis lors, par les événements. Lorsque les persécutions prirent fin, les chrétiens adoptèrent l'usage reçu chez les Romains et consacré par la loi des Douze Tables, d'inhumer leurs morts hors de l'enceinte des villes.

La paix était faite, et, de toutes parts, on construisit basiliques et églises. Les premières, édifiées sur les tombeaux des martyrs, recevaient les corps des seuls personnages qui avaient manifesté le désir de reposer auprès d'eux. Quant aux églises, elles étaient consacrées à toutes les cérémonies du culte, même du culte des morts tel qu'il se pratique aujourd'hui.

La Révolution modifia pendant quelque temps le cérémonial en usage.

En 1789, on décréta l'égalité de l'homme devant la loi. La suppression des anciens privilèges et le renversement des institutions en honneur jusqu'alors marquèrent cette époque que la violence dénatura bientôt. Lorsqu'en 1793, l'œuvre de destruction fut achevée, on sentit le besoin de reconstruire sur les ruines amoncelées.

Voici comment on prétendit relever la dignité des funérailles : un cercueil construit en planches mal assurées recevait le cadavre. On assujettissait ensuite, à l'aide d'une corde, le couvercle sur la bière, et le tout, enveloppé d'un drapeau tricolore rappelant les trois périodes de l'histoire, était porté au cimetière. A la nuit tombante, le corps était précipité dans un charnier, et le cercueil recevait, le lendemain, un nouveau cadavre.

Le 21 octobre 1793, le citoyen Chaumette proposa de fournir aux pauvres des cercueils payés avec les sous additionnels des riches.

Le décret du 23 prairial an XII qui régit actuellement les

<hr>

1 Hornstein. *les Sépultures devant l'Histoire*, p. 115.

sépultures est fondé sur la réalisation de la pensée très libérale de Chaumette (1).

La Convention ne modifia rien à cet état de choses.

Le Directoire plusieurs fois consulté renvoya à des commissions spéciales l'examen des projets d'inhumation qui lui furent soumis.

Le 18 brumaire en précipitant du pouvoir les hommes de la Révolution marqua une ère nouvelle dans l'histoire des inhumations.

Le décret du 23 prairial an XII, rendu sous l'empire de la Constitution du 22 frimaire an VIII, devait, dans l'esprit du Premier Consul, satisfaire à plusieurs intérêts :

1° A l'intérêt public, en assurant le respect des funérailles;

2° Aux fabriques, en leur ouvrant une source spéciale de revenus;

3° Aux communes, en leur allégeant la charge de pourvoir constamment aux besoins ordinaires du culte.

L'article V de la charte de 1830 ne saurait valablement attribuer à l'autorité civile le droit de faire ouvrir les portes d'une église dans le but d'y introduire le corps d'un homme à qui le clergé refuserait la sépulture ecclésiastique. Cet article est encore en vigueur.

Un pieux usage a consacré l'admission dans les églises des cadavres ayant appartenu aux cultes catholique et protestant. L'histoire des sépultures ne mentionne que peu d'exceptions à cette règle, toutes motivées par des raisons majeures. C'est ainsi que, pendant certaines épidémies très meurtrières, on ne pouvait rendre les honneurs funèbres à tous les morts. Leur transfert au cimetière était immédiat.

Des considérations d'ordre hygiénique ont dicté récemment une conduite analogue à la municipalité d'Herstal (Belgique). Voici ce que nous lisons dans la *Semaine médicale* du 1er juin 1892 : « Depuis deux mois environ la variole sévit à Herstal avec une certaine intensité. Nous signalerons, à ce propos, la sévérité du règlement communal relatif aux enterrements des personnes

1. Gaubert. *Traité pratique des Pompes funèbres.*

mortes de maladies infectieuses : Les étrangers ne peuvent suivre le cortège funèbre : les proches parents seuls sont admis à remplir les derniers devoirs, mais sans s'approcher toutefois du corbillard. Le corps est transporté directement au cimetière, sans passer par l'église. »

En regard des sages mesures adoptées par cette commune d'Herstal nous signalerons entre tous, deux faits récents bien propres à établir notre coupable indifférence en matière de sépultures.

Le 4 septembre 1892, l'église Saint-Philippe du Roule recevait le cadavre d'un cholérique mort à l'hôpital Beaujon. La décomposition du sujet était telle que clergé, bedeaux, suisses, furent plus ou moins incommodés. Tandis que le cercueil quittait l'église, à l'heure de la grand'messe, les enfants des écoles ouvraient leurs rangs pour lui donner passage.

Le 10 septembre, c'est-à-dire quelques jours plus tard, une infirmière de l'hôpital Saint-Antoine, Mme N..., morte du choléra qu'elle avait contracté en soignant des malades, fut transportée à l'église Saint-Éloi, et, de là, au cimetière d'Ivry.

Bien simple celui qui considèrerait nos cercueils actuels comme un obstacle à la libre diffusion des germes et des gaz. Nous avons voulu nous rendre un compte exact des différents modèles adoptés à Paris et voici le résultat de notre étude : de forme hexagonale, les cercueils sont construits en planches de chêne ou de sapin. Des lames de plomb ou de zinc entrent dans la composition des bières métalliques.

Le cercueil en chêne extra-fort présente une épaisseur de 4 centimètres. Il ne reçoit jamais de cercueil en plomb et est fort peu usité d'ailleurs.

Le cercueil en chêne fort compte 27 millimètres d'épaisseur : il se double du cercueil en plomb.

Quant au cercueil de chêne ordinaire, le diamètre de sa paroi est de 21 millimètres seulement.

Même épaisseur pour les bières construites en sapin.

Le cercueil de plomb mesure 2 millimètres : la bière en zinc, 6 à 7 millimètres.

La paroi des cercueils exerce une influence considérable sur la marche de la décomposition des corps. Orfila (1) s'est assuré, au moyen d'expériences répétées que plus les corps sont en contact immédiat avec l'air, mieux ils se décomposent, tout étant égal d'ailleurs. Comparant l'influence de l'enveloppe extérieure du cadavre, linceul et cercueil, à celle de la peau, eu égard aux viscères dont elle retarde la destruction, il a vu qu'un cadavre enterré nu se putréfie plus rapidement que s'il était entouré d'un drap ou d'une serpillière; que la décomposition suit une marche plus ou moins rapide suivant l'épaisseur du cercueil, et suivant que celui-ci est de plomb, de chêne ou de sapin.

Quant au mode de fermeture du cercueil, il varie suivant que celui-ci est de métal ou de bois. Hermétique dans le premier cas, puisqu'il y a soudure, il permet, dans le second, la diffusion des germes et des gaz. Le couvercle de même bois que la bière elle-même, est fixé sur celle-ci, au moyen de quelques vis.

Les cercueils métalliques réalisent seuls les desiderata de l'hygiène, mais leur prix élevé en restreint l'emploi.

En décembre 1855 et janvier 1856, différentes circulaires concertées entre les ministres de l'Agriculture, du Commerce, de la Guerre et de la Marine ont établi certaines mesures devant remédier aux inconvénients des cercueils de bois. Ces circulaires imposaient, en effet, l'usage d'une poudre désinfectante composée, à parties égales, de sciure de bois desséché et de sulfate de zinc. Alors, comme aujourd'hui, on ne considérait que les dangers pouvant résulter de la transsudation des liquides cadavériques ou de l'écoulement de ces liquides par les fissures. Dans le même but, et en temps d'épidémie, on double le fond des cercueils d'une toile bitumée, ou on revêt le cadavre d'une enveloppe en caoutchouc.

Ces moyens tout au plus utiles pour éviter aux vêtements des croque-morts quelques souillures, sont absolument inefficaces, quand il s'agit de protéger les foules contre la diffusion des germes et des gaz.

____

(1) Orfila. Cité dans le *Dictionnaire* de Jaccoud. Art. *Inhumation*, page 77.

Nous avons exposé les dangers résultant de cette diffusion. D'autre part. les cercueils nous sont connus. Il nous reste à étudier les églises, au point de vue hygiénique et nous posséderons les trois éléments essentiels de notre sujet.

« La nef, dit Maret (1). s'étend de l'est à l'ouest, et la croisée. à angle droit. du nord au sud. Une porte se trouve à l'extrémité occidentale de la nef, qui, de l'autre côté, est fermée par une ligne courbe. Deux petites portes latérales se trouvent aux extrémités de la croisée. Souvent ces portes manquent, d'autres fois on les tient fermées.

Toutes ces circonstances empêchent que les vents dominants d'ouest puissent y établir un courant d'air. Quelque soin que l'on prenne, il est clair que l'air du chœur et des chapelles ne peut jamais être entièrement renouvelé. »

L'orientation des églises n'est pas toujours. il s'en faut. conforme aux prescriptions du rituel. Quelle qu'elle soit d'ailleurs, la disposition même de ces temples s'oppose à la possibilité d'une ventilation complète.

Si le renouvellement de la totalité de l'air n'est pas réalisable, il existe, en revanche, de nombreux courants d'air partiels, dangereux par le refroidissement qu'ils déterminent et par le mouvement qu'ils impriment aux poussières.

L'insuffisance de lumière dans les églises favorise le développement des germes amenés journellement par les cercueils. Le soleil, par ses rayons lumineux, agit cinquante fois plus activement dans la destruction des infiniment petits (le *Thyrotrix scaber* (2), entre autres) qu'une température des plus élevées avec clarté diffuse.

Le dallage de la plupart des édifices religieux détermine le refroidissement de nos extrémités inférieures. facilite la congestion des organes splanchniques et prépare ainsi le terrain à l'envahissement des germes.

Si nous voulons bien tenir compte de ces différentes consi-

(1) Maret, *Traité de Physique*. Cité par Vicq d'Azyr dans son : *Essai des Sépultures*, 1778.
(2) Duclaux.

dérations et nous rappeler que la masse des fidèles est surtout composée de femmes et d'enfants, c'est-à-dire d'organismes délicats, il nous faudra convenir que la présence des cercueils dans les églises constitue pour la santé publique un danger de tous les instants.

CHAPITRE IV.

DES REMÈDES.

De nombreux palliatifs ont été proposés dans le but de parer aux inconvénients que présentent, au point de vue des transsudations, les cercueils de bois. Tels sont : (1) les suaires carbonifères de Pichot et Malapert, les cercueils imperméables de Clémandot, la sciure de bois goudronné de Mayet et Aducris, la mixture phéniquée de Léon Vafflard, et enfin l'enduit applicable à l'intérieur des cercueils de Toussaint. Ces différents procédés doivent à des considérations pécuniaires de n'avoir pas été adoptés.

Jusqu'à ce jour, les hygiénistes, il faut bien le reconnaître, n'ont ajouté qu'une importance secondaire aux émanations et aux diffusions des microorganismes dans l'atmosphère. Pour eux, le danger résidant tout entier dans le contact immédiat, il fallait empêcher les transsudations des liquides cadavériques. Une épaisse couche de sciure de bois additionnée de sulfate de zinc ou d'une autre substance antiseptique fut proposée et officiellement adoptée.

En temps d'épidémie on doublait la paroi inférieure et les deux parois latérales du cercueil d'une toile bitumée. Le cadavre était reçu dans cette sorte de cuvette sur laquelle on appliquait le couvercle.

Dans d'autres cas, on enveloppait le défunt d'une toile de caoutchouc.

(1) *Dictionnaire* de Jaccoud. Art. *Inhumation,* page 77.

Ces divers moyens opposent une barrière convenable à la sortie des liquides, mais n'empêchent point l'issue des corpuscules suffisamment ténus ou des gaz.

Le véritable remède au danger que nous signalons consiste dans l'isolement du cadavre. Cet isolement peut s'obtenir de différentes façons :

1° Par le procédé des Arabes qui reçoivent leurs cadavres dans une pièce spéciale de la Mosquée, sans communication avec la partie du temple réservée aux fidèles. Mais, hâtons-nous de l'ajouter, si le cercueil prend place dans l'édifice pendant toute la durée de la cérémonie religieuse, il n'est en vue à aucun moment.

Une modification apportée à la disposition du transept de nos églises permettrait d'exposer le cercueil à la vue des fidèles, tout en l'isolant. Il suffirait de construire, au niveau de la partie médiane du transept, une sorte de catafalque vitré dont la face inférieure ouverte communiquerait par un couloir avec l'extérieur. Le cercueil, placé sur un reposoir et revêtu de ses ornements serait élevé, par un mécanisme spécial, à la hauteur voulue.

Ce pavillon Tarnier funèbre entraînerait les fabriques à des dépenses considérables et paralyserait, en outre, par sa présence, les autres cérémonies du culte.

2° Par les cercueils métalliques. Ce moyen ne saurait se généraliser pour deux raisons : D'abord, parce qu'il est fort onéreux ; ensuite parce qu'il retarde si bien les décompositions cadavériques que nos cimetières deviendraient, dans un court laps de temps, impropres à leur tâche.

3° Par un procédé emprunté à la pratique chirurgicale courante. De même que les chirurgiens isolent, par des applications de gaze antiseptique, telle ou telle région mortifiée, de même on pourrait isoler le cadavre en substituant au linceul en usage un linceul au sublimé. Il est vrai que les principes volatils ne seraient pas retenus, mais du moins les germes emprisonnés dans les mailles d'un tissu antiseptique méditeraient-ils sur les inconvénients de cette application des découvertes d'Alphonse Guérin et de Lister.

Les médecins légistes objecteraient-ils les difficultés qui pourraient résulter, dans leurs recherches cadavériques, de la présence du sublimé? Nous ne le pensons pas. En effet, la causticité de ce sel en fait rejeter l'emploi dans le suicide et surtout dans l'homicide. Quant aux empoisonnements accidentels qui peuvent résulter, en thérapeutique gynécologique, de l'emploi de ce remède, ils se révèlent par des signes cliniques suffisants.

4° Il existe un quatrième moyen à la fois simple et peu coûteux que nous recommandons à l'attention des hygiénistes : c'est l'emploi de la toile bitumée non plus en forme de cuvette destinée à retenir les seuls liquides cadavériques, mais hermétiquement fermée par l'accolement de ses bords, au moyen du bitume liquide.

Ainsi serait supprimée cette pratique qui

« *Pour honorer les morts, fait mourir les vivants.* »

CONCLUSIONS.

Il semble que les conclusions implicitement contenues dans les différentes parties de notre travail se dégagent assez d'elles-mêmes. Mais nous avons cru, afin de leur donner plus de netteté et de précision, devoir les formuler d'une manière explicite.

Nous prierons le lecteur de vouloir bien ne pas perdre de vue que si nous n'avons pu recourir, pour des causes faciles à comprendre, à la vérification expérimentale qui seule aurait donné à nos conclusions un caractère absolu de certitude, celles-ci constituent, au moins, de simples, mais fortes présomptions tendant à démontrer *a priori* la proposition suivante :

Il y a un danger réel d'infection dans la présence fréquemment renouvelée de cadavres apportés et séjournant plus ou moins longtemps en nos églises, alors surtout qu'aucune précaution n'est prise pour assurer la clôture hermétique des cercueils qui les renferment.

En effet :

1° L'on ne saurait nier ce qu'ont établi victorieusement les expériences de Pasteur, d'Alphonse Guérin, Lister et autres, à savoir :

Que l'air est un puissant véhicule des germes et des microorganismes pathogènes qui lui sont cédés, comme aussi il est incontestablement vicié par les émanations des gaz putrides provenant de la décomposition des matières animales.

2° Qu'il y ait des cas d'infection déterminés par la seule action des gaz putrides, l'on n'en saurait douter, après les observations que nous avons rapportées.

3° Que la plupart des microorganismes spécifiques constatés chez des personnes malades leur survivent pendant un temps variable et se peuvent transmettre à faible distance, il est vrai, cela ressort des études microbiologiques qui font l'objet de notre second chapitre.

4° Que certaines maladies contagieuses telles que la fièvre typhoïde, la variole et le choléra, aient été provoquées par le cadavre;

5° Que d'autres maladies contagieuses comme la coqueluche, l'influenza, la scarlatine, la rougeole, dont les agents pathogènes nous sont inconnus, soient transmissibles par l'air auquel ils sont cédés certainement par le vivant, peut-être par le cadavre, cela ne paraît pas douteux.

6° Que, par conséquent, il y a un danger constant d'infection dans les émanations putrides et la diffusion des germes provenant de certains cadavres ensevelis sans précautions suffisantes dans des bières mal closes, cela découle logiquement de tout ce qui précède.

7° Qu'à certaines époques et chez certains peuples l'on ait pressenti ce danger et qu'on ait cherché à y obvier par des usages funéraires dont aujourd'hui l'on devrait s'inspirer, après les merveilleux résultats dus aux pratiques de l'asepsie et de l'antisepsie, nous l'avons mis en lumière dans notre chapitre de l'Historique des sépultures.

8° Qu'il serait aisé de porter remède à la confection imparfaite des cercueils auxquels nous confions nos défunts et de prévenir par l'emploi obligatoire d'une enveloppe bitumée telle que nous l'avons décrite, les dangers d'infection pouvant résulter du mode défectueux de nos usages funéraires, telle est la conclusion dernière de notre travail.

Nous serions heureux d'avoir contribué ainsi à une réforme réclamée par le simple bon sens, si elle n'est pas encore imposée par l'indéniable certitude d'une vérification expérimentale que nous avons essayé de provoquer et dont nous attendons l'arrêt avec confiance.

www.ingramcontent.com/pod-product-compliance
Ingram Content Group UK Ltd.
Pitfield, Milton Keynes, MK11 3LW, UK
UKHW022131170726
13837UKWH00003B/1500